ANALYSES

DES EAUX

DE MARCLAZ

& D'AMPHION

PAR TINGRY.

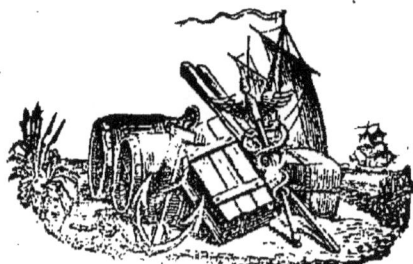

GENÈVE

1774

THONON

IMPRIMERIE CHABLAISIENNE

1862

ANALYSES

DES EAUX

DE MARCLAZ

& D'AMPHION

PAR TINGRY.

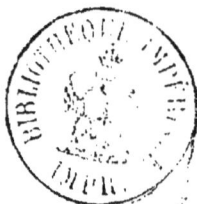

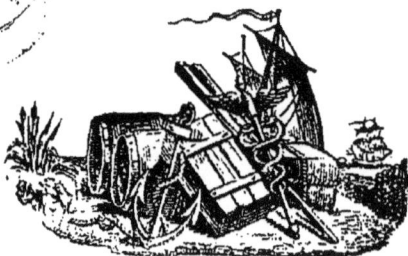

GENÈVE

—

1774

THONON

IMPRIMERIE CHABLAISIENNE

—

1862

Il résulte de précieux documents que nous avons sous les yeux que les habitants de Thonon allaient boire il y a trois siècles de l'eau d'une petite source dont on racontait les merveilleux effets. Une curieuse légende que nous écrirons un jour se rattache à la découverte de cette source, et jusqu'au milieu du siècle dernier, la renommée de l'eau bienfaisante ne s'étendait pas au delà des environs. A cette époque, mon grand-père, le docteur Charles-Joseph-Eugène Dessaix, proto-médecin de la province du Chablais attira sur elle l'attention du corps médical de Genève, et en provoqua l'analyse qui lut faite par le célèbre chimiste Tingry, en même temps qu'il analysa les eaux d'Amphion.

En comparant l'eau de Marclaz à celle d'Amphion, l'habile chimiste dit qu'elle fait sentir d'une manière bien plus évidente que cette dernière, le principe ferrugineux qu'elle contient, qu'elle peut être transportée jusqu'à six lieues sans être dénaturée le même jour, et que le lendemain même elle donne encore quelques marques de la présence du fer par l'épreuve de la noix de Galle, tandis que celle d'Amphion ne peut supporter le transport sans perdre totalement ses propriétés minérales.

Aujourd'hui les rapides moyens de locomotion rendent plus précieuse encore cette qualité de pouvoir être transportée sans altération.

Il y a malheureusement une vingtaine d'années que cette source s'est perdue par infiltration. Nous ne doutons pas un instant qu'elle ne puisse être retrouvée. Nous croyons cependant qu'il n'y a pas de temps à perdre pour faire exécuter des travaux de recherches, car plus on attendra plus les difficultés seront grandes. A l'œuvre donc, que la fontaine de Marclaz ne soit pas rayée définitivement de la carte hydrologique du Chablais, ou reléguée dans les livres de la science, car nous ne saurions oublier que le voisinage de cette source est un bienfait pour Thonon.

Le travail de Tingry a été publié en 1774 dans une brochure devenue très rare aujourd'hui. Lorsqu'on aura de nouveau capté la source de Marclaz, ses eaux seront nécessairement soumises à une nouvelle analyse, mais en attendant ce jour que nous appelons de tous nos vœux, nous croyons être utile de sauver de l'oubli, en la réimprimant, cette précieuse plaquette qui menaçait de se perdre.

Thonon, 10 juillet 1862.

J. DESSAIX.

AVIS AU PUBLIC

SUR

LES EAUX MINÉRALES
DE MARCLAZ

———❦———

La fontaine de Marclaz n'a point eu jusqu'à cette heure la célébrité qu'elle mérite, quoique depuis longtemps plusieurs particuliers et communautés de Thonon aient fait usage de ces eaux minérales avec beaucoup de succès. Cette fontaine précieuse, dont les eaux n'avaient point encore subi d'analyse, et se trouvaient confonfondues, ou peut s'en faut, avec les eaux voisines, restait, pour ainsi dire, sans nom et sans gloire dans un pré humide, où l'on ne pouvait arriver que par de fort mauvais chemins.

La ville de Thonon, pour le bien de ses habitants, pour satisfaire à l'empressement du public, et faciliter, cette année même, à MM. les étrangers le secours de ces eaux, vient de faire enfin les dépenses et réparations convenables : on a rendu les chemins non seulement praticables, mais commodes ; il y a double chemin depuis Thonon, dont la fontaine n'est éloignée que d'une petite demi-lieue ; chemin à carrosse d'un côté, et c'est la grande route de Genève ; chemin à pied et à cheval de l'autre, et celui-ci presque toujours à l'ombre. La source a été mise à couvert et en sûreté sous une grande pierre de marbre creux à deux tuyaux, qui rendent chacun plus de vingt verres par minute. Des aqueducs et plusieurs fossés empêchent toute communication avec les eaux étrangères, et le pré par ce moyen se trouve aussi desséché. Un vaste bâtiment fait à jour, de belles promenades, une agréable perspective, c'est tout ce que peuvent désirer MM. les buveurs, qui, pour parler des étrangers, seront d'ailleurs parfaitement bien reçus dans les auberges de Thonon.

Quant à l'analyse de ces eaux, elle a été faite en dernier lieu par M. Tingry M⁰ en pharmacie, chimiste habile, dont MM. les médecins de Genève font un grand éloge ; il a jugé à propos d'analyser aussi les eaux d'Amphion, pour connaître et comparer les principes des unes et des autres. Son analyse raisonnée, faite avec le plus grand soin, sera à la suite de cet avis. D'après elle, c'est aux médecins à juger de la bonté respective de ces eaux, et à décider de leur différence. On verra, après l'analyse, le jugement de MM. les médecins de Genève sur les eaux de Marclaz ; le proto-médecin du Chablais, citoyen de Thonon, n'ayant pas voulu publier le sien, afin d'éloigner de lui jusqu'au plus petit soupçon de partialité.

ANALYSES

DES

EAUX DE MARCLAZ
& D'AMPHION

———⚬◦⚬———

Il n'est pas besoin d'être chimiste pour connaître si une eau est ferrugineuse ; mais il faut un tact pour déterminer la nature de la combinaison que le fer y éprouve. Son exposition à l'air pendant quelque temps, la variété des sensations qu'on éprouve en la buvant par intervalles, peuvent, sans aucune autre expérience, déterminer un chimiste à prononcer, à l'instant, sur l'état de combinaison qu'y éprouve le principe minéral. C'est par cette seule expérience préliminaire que l'on jugea d'abord que le fer ne jouissait dans nos eaux d'aucune combinaison saline, c'est-à-dire, qu'il n'y était point sous l'état vitriolique.

On évitera dans le détail des expériences, de s'étendre sur leur théorie, parce qu'elle est assez sensible aux personnes qui en ont fait leur occupation, et qu'elle intéresserait peu celles qui ne sont point familières avec le langage chimique.

L'eau de Marclaz en sortant de sa source, est d'une belle limpidité. Elle imprime en la buvant une saveur ferrugineuse très supportable. Elle passe très facilement, étant d'environ 1,65 plus légère que celle du lac. Secouée dans une bouteille surmontée d'une vessie, elle ne dégage pas plus d'air qu'une eau ordinaire, en prenant celle du lac pour pièce de comparaison ; ce qui est en opposition au sentiment de quelques personnes. Au bout de 12 heures, elle perd un peu de sa limpidité, ce qui ne peut être attribué qu'à la précipitation des particules ferrigineuses. Arrivée à cet état, elle donne à peine les indices du fer, soit au goût, soit par la voie des réactifs.

Analyse par réaction.

1° D'après ces essais préliminaires, il est aisé de juger que cette eau est de nature à ne pouvoir admettre les réactifs que sur les lieux mêmes, parce que le fer, qui n'y jouit que d'une simple division mécanique, a le temps de se précipiter, et ne devient plus même sensible au goût. La noix de galle en poudre jettée dans un verre de cette eau y procurera une couleur rouge-cerise, couleur qui ne s'y manifeste aucunement au bout de 24 heures.

2° Quelque persuadé qu'on fût que le fer n'y était point sous l'état salin, puisqu'il se précipite de lui-même en si peu de temps, on voulut néanmoins s'en assurer par le moyen de la liqueur alcaline chargée de la partie colorante du bleu de Prusse. L'eau demeura limpide. Le fer n'y était donc point sous l'état vitriolique.

3° L'alcali fixe en liqueur, versé sur cette eau, la blanchit très légèrement, et au bout de quelques heures il s'y forma un précipité filandreux très peu volumineux, qu'on est en droit d'attri-

buer à la décomposition d'une substance séléniteuse peu abondante.

4° La dissolution mercurielle par l'acide ni-
treux confirma la présence de cette sélénite, en
formant un turbith minéral.

5° La dissolution d'argent par le même acide
ne procura aucune opacité à l'eau. Il n'y existait
donc aucune combinaison d'acide marin, ce qui
sera confirmé par la suite de l'analyse par combinaison.

Le sirop violat ne produisant que des effets
douteux dans une eau qui peut contenir en
même temps et du fer et une terre absorbante,
on en négligea entièrement l'application. Il était
naturel de conjecturer par cet esquisse, que cette
eau ne donnerait point de produits compliqués

Analyse par évaporation et par combinaison.

1° L'eau qui avait été envoyée à Genève pour
subir cette partie essentielle de l'analyse, ayant
perdu ses facultés ferrugineuses par son séjour
dans les bouteilles, et ayant déposé un léger sédiment, il parut indispensable d'examiner d'abord
le poids et la nature du sédiment grisâtre que
chaque bouteille présentait : il fut donc retenu
par les moyens connus ; mais en séchant, il ac-
quit une teinte rousse. Exposé sur la langue, il
n'offrit aucune saveur ; présenté aux acides minéraux, il n'éprouva aucune action de leur part ;
il décélait, au contraire, tous les caractères d'un
fer précipité par la perte totale de son phlogistique. Ce sédiment mis dans une balance très
juste et d'un jeu libre, pesait plus d'un grain et
demi.

Ces essais peu compliqués parurent suffisans pour établir l'existence et la quantité du principe martial contenu dans une bouteille de cette eau, et pour faire négliger les autres moyens que la chimie présente pour augmenter le concours des preuves, parce que la petite quantité des matiéres y met très souvent des obstacles. Ce sédiment une fois formé, l'eau jouit d'une limpidité permanente.

2, On prit viij livres de cette eau précipitée, c'est-à-dire quatre pots, mesure de Genève, qu'on soumit à une évaporation moyenne. Dans le courant de cette évaporation, il se forma une légère pellicule écailleuse qui n'occupa d'abord qu'une partie de la surface du liquide, mais qui s'étendit de plus en plus, et en couvrit enfin la superficie; sur la fin un peu de la liqueur mise sur la langue, n'y faisant aucune impression saline, on se détermina à pousser l'évaporation jusqu'à siccité. L'évaporatoire fut ensuite exposé 24 heures, à l'abri néanmoins de la poussière. Malgré cette exposition, le sédiment resta toujours pulvérulent. Cette eau ne contient donc aucun sel à base terreuse déliquescent. Ce sédiment recueilli avec soin pesait 56 grains poids de marc.

5 Quelque certitude qu'on eût sur l'absence du sel marin à base terreuse ou d'alcali fixe, il importait cependant de rendre ces idées sensibles par les preuves chimiques. On lava donc ce sédiment avec de l'eau distillée chaude pour emporter les substances salines, en cas qu'il en existât. La matière insoluble fut séparée par le moyen du filtre. Cette matière séchée pesait

53 grains. Il y avait donc trois grains de perte qu'on ne pouvait attribuer au déchet qu'occasionnent les filtrations, parce qu'il est des moyens faciles pour se garantir de la perte même d'un quart de grain.

4° Il restait à examiner la liqueur filtrée, une petite portion de cette liqueur soumise à l'épreuve de l'alcali fixe ne perdit rien de sa transparence. Elle ne contenait donc point de sel à base terreuse, parce qu'il y aurait eu décomposition ; le reste du fluide traité par l'évaporation laissa un léger sédiment blanchâtre qui fit une vive effervescence avec le plus faible des acides minéraux, l'acide marin. Ce n'était donc point un sel à base d'alcali fixe, c'était une pure terre absorbante dissoute par l'eau du lavage à la faveur de la chaleur.

5° L'opacité de l'eau dans l'emploi des réactifs et les petites écailles qui étaient très apparentes dans le sédiment, annonçaient une substance séléniteuse ; mais on ne pouvait être certain sur sa quantité qu'en formant un sel déliquescent avec la partie terreuse avec laquelle elle se trouvait confondue. On étendit donc les 53 grains de sédiment dans un peu d'eau distillée. L'acide marin présenté à ce mélange fit une effervescence très forte accompagnée de sifflements. Le point de saturation obtenu, on sépara par le filtre la matière insoluble qui fut ensuite soumise au lavage de l'eau distillée pour emporter les particules salines qui pouvaient y adhérer. Desséchée ensuite par une chaleur douce, elle pesait 5 grains.

6° Pour ne laisser aucun doute sur la nature

de cette matière restante, on la traita avec de l'alcali et du charbon, suivant le procédé de Satahl, pour en former un soufre artificiel. L'acide vitriolique présenté à la solution des matières contenues dans le petit creuset, dégagea une odeur marquée de foie de soufre. Les cinq grains de résidu sont donc une pure sélénité, c'est-à-dire, l'union de l'acide vitriolique à une substance terreuse de nature calcaire.

7° On était porté à conclure que les 28 grains séparés de la totalité du sédiment et qui, avec l'acide marin avaient formé une nouvelle combinaison, étaient une pure terre absorbante: mais comme dans les eaux il s'en trouve souvent de deux espèces, il était indispensable de porter l'examen sur cette matière dissoute, pour connaître si elle était de nature calcaire, ou semblable à celle qui sert de base au sel d'Angleterre. Le nouveau sel qu'on avait formé n'étant point susceptible de cristallisation, on le décomposa par le moyen de l'alcali. Le mélange blanchit, et présenta un caillé considérable, qu'on sépara du fluide par le moyen du filtre. Ce caillé parfaitement lavé à l'eau distillée, fut soumis à l'action de l'acide vitriolique qui y occasionna un gonflement très fort; mais la liqueur, quoique surchargée d'acide, resta toujours opaque et épaisse.

Cette opacité n'étant prouvée que par l'indissolubilité du sel qu'on avait formé, il fut aisé de prononcer sur sa nature. C'était une véritable sélénite formée par la combinaison réciproque de l'acide vitriolique et d'une substance terreuse absorbante, de nature calcaire.

Résultat.

Il résulte, d'après toutes ces expériences que l'eau analysée contient :

1° Un principe ferrugineux qu'on peut évaluer à plus d'un grain et demi par bouteille, qui ne s'y soutient qu'à la faveur de son phlogistique, et dont l'extrême division est interrompue dès qu'il se trouve pendant quelque temps en contact avec l'air extérieur, ou qu'il éprouve des secousses.

2° Une matière séléniteuse peu abondante.

3° Une terre absorbante de de nature calcaire.

Analyse des eaux minérales d'Amphion.

L'eau d'Amphion, en la buvant, paraît légèrement ferrugineuse, et la sensation qu'occasionne la présence du fer, y est moins vive que celle qui résulte des eaux de Marclaz. En sortant de la source, elle donne une petite odeur qu'on a voulu comparer à celle du foie de soufre, mais il faut beaucoup de promptitude pour la distinguer, et s'incliner même sur les bouches du réservoir. Cette odeur est si fugace, qu'une personne qui boit cette eau debout, ne peut pas s'en apercevoir ; si on lui trouve des propriétés, elle les partage avec l'eau de Marclaz qui la présente également, mais avec les mêmes difficultés. Elle n'est due qu'à une émanation phlogistique du principe ferrugineux qui subit une décomposition, comme il est facile de le prouver ; on peut même la regarder comme une vapeur de souterrain et rien de plus.

Cette eau n'a point de crudité, elle est de 1ʃ64 plus légère que celle du lac ; elle a, comme on voit, un peu plus de légèreté que celle de Marclaz, ce qu'on attribue à la moindre quantité des principes qu'elle contient. A l'égard de l'air surabondant, on le lui suppose gratuitement, elle n'en renferme pas plus que celle du lac. Cette eau exposée pendant un quart d'heure sur une des fenêtres du bâtiment, n'a plus rien présenté de minéral ni au goût, ni aux agens chimiques. Le principe ferrugineux y est en si petite quantité, qu'en perdant ses facultés, il ne change rien à la transparence du fluide, au moins d'une manière bien sensible.

Analyse par réaction.

Cette eau ne paraissant pas plus composée que celle de Marclaz, on observa dans toutes les parties de son analyse, les mêmes procédés qu'on avait employés pour la première. Il suffit de les indiquer en suivant l'ordre déjà tracé dans la recherche des principes qui accompagnent celle de Marclaz.

1° La noix de Galle ne procura qu'une couleur orangée peu foncée, ce qui indique que le principe ferrugineux y est en très petite quantité, ce que prouve encore la diaphanéité permanente de cette eau, lors même de la précipitation du fer.

2° L'alcali fixe y occasionna une légère nuance opale qui se convertit en filandres au bout de 24 heures. Ces filandres n'étaient point si abondantes que dans l'eau de Marclaz.

3° La dissolution mercurielle par l'esprit de

nitre forma un précipité jaunâtre, mais très peu volumineux.

4· La dissolution d'argent par le même acide n'altéra en rien sa transparence.

Analyse par évaporation et par combinaison.

Le sédiment qu'on observe dans les bouteilles, après un séjour de plusieurs semaines, est si peu de chose, qu'il est impossible de le retenir d'une manière satisfaisante par les moyens usités dans l'analyse des eaux de Marclaz; aussi les a-t-on négligé. Il faut être animé de l'esprit d'observation pour le découvrir.

1· Huit livres de cette eau soumises à l'évaporation, en suivant la même manipulation que pour celle de Marclaz, ne laissèrent que 28 grains de résidu. Les dernières portions du liquide mises sur la langue y imprimaient une saveur semblable à celle d'une légère eau de chaux, ce qui ne peut être attribué qu'à un principe terreux calcaire développé par l'évaporation.

2° Ces 28 grains lavés à l'eau distillée diminuèrent de près de trois grains qui s'étaient dissous à la faveur de la chaleur.

3° Une partie de l'eau qui contenait ces trois grains en dissolution, présentée à une liqueur alcaline, ne donna point de précipité. Le reste de cette liqueur, desséché, découvrit une portion de sédiment qui fit effervescence avec l'acide marin. Cette matière voiturée et dissoute par l'eau du lavage, n'était donc point un sel neutre, puisqu'elle présentait tous les caractères d'une terre absorbante.

4° Le sédiment resté sur le filtre étant étendu dans un peu d'eau distillée, fit une forte effervescence avec l'acide marin. C'est par ce moyen qu'on parvint à séparer par le filtre, la sélénite et d'en déterminer la quantité. Cette sélénite, portée à une dessication parfaite, pesait trois grains. Elle présentait une forme écailleuse et était douce et soyeuse au toucher ; mais comme la quantité en était trop petite pour la soumettre à l'expérience de Staahl, on s'en tint à ses caractères extérieurs.

5° La solution qui était passée par le filtre, étant rapprochée au bain de sable, n'aurait donné qu'un sel déliquescent, En ayant donc opéré la décomposition par un alcali très pur, l'eau blanchit considérablement et forma un caillé volumineux. Ce précipité retenu par le filtré, séché et présenté à l'acide vitriolique, forma un sel terreux qui avait tous les caractères de la sélénite.

Résultat.

En résumant tous les phénomènes des expériences rapportées, il résulte que l'eau d'Amphion contient, sur lieux mêmes et à l'instant qu'elle sort de sa source :

1° Un principe ferrugineux en si petite quantité qu'on peut à peine l'évaluer à un demi grain par bouteille, et qui se précipite par son exposition à l'air ou par les secousses, ce qui rend le transport de ces eaux inutile, même pour une lieue d'éloignement.

2° Une petite quantité de sélénite.

3° Un principe terreux de nature calcaire et plus abondant que la sélénite.

Eau de Marclaz comparée à celle d'Amphion.

L'eau de Marclaz, prise à sa source, fait sentir d'une manière bien plus évidente que celle d'Amphion, le principe ferrugineux qu'elle contient. Ce principe est mieux combiné avec son véhicule dans la première que dans la seconde, ce qui le suppose alors plus chargé de phlogistique.

Elle peut être transportée jusqu'à six lieues sans être dénaturée le même jour ; le lendemain même elle donne encore quelques marques de la présence du fer par l'épreuve de la noix de Galle. Celle d'Amphion, au contraire, ne peut pas supporter le transport sans perdre totalement ses propriétés minérales.

Il est aisé de sentir ces différences par l'inspection seule du canal par où les eaux se dégagent de leur bassin. La source des eaux d'Amphion n'est éloignée du lac que d'une vingtaine de pieds, et néanmoins les traces de fer qu'elles déposent ne s'étendent pas à dix pieds. Le reste du canal, qui se perd dans le lac, ne présente plus de matière ocreuse, quoiqu'il y ait près d'un siècle qu'elles coulent dans ce canal.

Les eaux de Marclaz, au contraire, ne déchargent point leur fer aussi promptement. Elles ne commencent à en donner des indices qu'à une vingtaine de pieds du bassin, et l'abondance de ce principe est telle, qu'elle prolonge la trace ocreuse à plus de 50 pieds dans un canal fait depuis environ un mois.

Le degré de température moyenne où les eaux de Marclaz fixent le thermomètre Réau-

mur, indique qu'elles ne sont point superficiel-
les ; en effet, cette fontaine, suivant le rapport,
des habitants de ce canton, n'est point sujette
aux crues occasionnées par les pluies et n'é-
prouve aucune influence de la sécheresse. Les
eaux d'Amphion sont à peu près semblables,
quant à leur température ; elles ne diffèrent des
eaux de Marclaz que par un demi degré de chaleur qu'elles ont de plus.

Principes contenus dans une bouteille.

La bouteille d'un pot contient

Eau de Marclaz.

1° Fer divisé mécaniquement, plus d'un grain
et demi ;
2° Sélénite, un quart de grain ;
3° Terre absorbante calcaire, 7 grains et trois
quarts.

Eau d'Amphion.

1° Fer divisé mécaniquement, tout au plus
demi grain ;
2° Sélénite, trois quarts grains ;
3° Terre absorbante calcaire, environ 6 gr.

*Sentiment de MM. les médecins de Genève sur les
eaux de Marclaz.*

Nous soussignés docteurs-médecins aggrégés
à la Faculté de Genève, certifions que l'analyse
ci-dessus a été faite par un chimiste dont nous
reconnaissons l'habileté et l'intégrité, et qu'après
en avoir examiné les détails, elle nous parait
faite avec beaucoup de soin ; d'où nous con-

cluons que les eaux de Marclaz sont très propres
à produire d'excellents effets dans tous les cas
où l'on recommande les eaux ferrugineuses.

Délibéré à Genève, le 14 juin 1774.

DE RABOURS, MANGET, JOLY, BUTINI,
SOLOMIAC, DE LA ROCHE, VIEUSSEUX,
ODIER, VIGNIER, docteurs-méde-
cins.

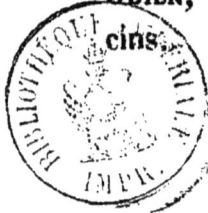

FIN.

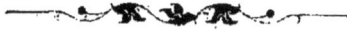

www.ingramcontent.com/pod-product-compliance
Lightning Source LLC
Chambersburg PA
CBHW070206200326
41520CB00018B/5531